§ 31 Abs. 6 SGB V - Cannabis als Rechtsanspruch

Ein Ratgeber für Betroffene und Angehörige

Impressum:

Bibliografische Information der Deutschen Nationalbibliothek:
Die Deutsche Nationalbibliothek verzeichnet diese Publikation in der deutschen Nationalbibliografie; detaillierte bibliografische Daten sind im Internet über http://dnb.dnb.de abrufbar.

© 2019 Siegma Kiesel

Korektorat: Eluise Auguste Naumann

Herstellung und Verlag: BoD – Books on Demand, Norderstedt

ISBN: 9783750404120

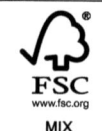

Vorwort

Dieses Buch widme ich meiner über alles geliebten Frau, die durch die anonymisierte Veröffentlichung erlaubt hat, auch anderen schwer kranken Betroffenen zu helfen.

Ich danke dir für deine Hilfe, deinen Glauben und deine Stärke, die du jeden Tag auf´s neue zeigst =)

Ich danke dir für deinen Glauben an mich und uns. Ich liebe und verehre dich.

Darüber hinaus bedanke ich mich für die Unterstützung bei Franziska Ehrenberg.

Inhaltsverzeichnis

IV Anlagen

1. Antrag auf Kostenübernahme bei der Krankenkasse (Zitat)
2. Widerspruch (Zitat)
3. Antrag auf einstweiligen Rechtschutz
4. Klageschrift (Zitat)

V Begriffserläuterung

VI Quellenangaben

I.1 Einführung des Rechtgutes Cannabis

Die Einführung des Rechtgutes "Cannabis" wurde mit der Abstimmung und Diskussion des Bundestages über die BT Drucksache 18/10902 Seite 11, dass auch im BGBL veröffentlicht wird, einstimmig beschlossen.
(Quelle: Pressemitteilung Nr. 2 vom 19.01.2017, des Bundesministeriums für Gesundheit)

Hier wurde § 31 SGB V geändert, in dem es Absatz 6 einfügte.

wörtlich heißt es hier:

"(6) Versicherte mit einer schwerwiegenden Erkrankung haben Anspruch auf Versorgung mit Cannabis in Form von getrockneten Blüten oder
Extrakten in standardisierter Qualität und auf Versorgung mit Arzneimitteln mit den Wirkstoffen Dronabinol oder Nabilon, wenn

1. eine allgemein anerkannte, dem medizinischen Standard entsprechende Leistung

a) nicht zur Verfügung steht **oder**

b) **im Einzelfall nach der begründeten Einschätzung der behandelnden Vertragsärztin oder des behandelnden Vertragsarztes** unter Abwägung der zu erwartenden Nebenwirkungen und unter Berücksichtigung des Krankheitszustandes der oder des Versicherten nicht zur Anwendung kommen kann,

2. eine nicht ganz entfernt liegende Aussicht auf eine spürbare positive Einwirkung auf den Krankheitsverlauf oder auf schwerwiegende Symptome besteht.

Daraus ergibt sich, dass schwerkranke Menschen nun einen Rechtsanspruch auf die Kostenübernahme von Cannabis zur Behandlung/ Linderung schwerer Erkrankungen oder daraus resultierender schwerer Symptome haben.

Ergänzend wurde unter Einschub des § 31 Absatz 6 Nr. 1b die Stellung des Vertragsarztes gestärkt.

Demnach ist die Abwägung, ob ein Medikament zur Behandlung mehr oder weniger geeignet ist, als auch die daraus resultierende Entscheidung des Vertragsarztes in eben jener Hoheitsgewalt.

Dies ist zum einen der Ausdruck des Grundgesetzes, wonach Wissenschaft und Forschung „freie Berufe" sind.

Diese Hoheitsgewalt des Vertragsarztes ergibt sich aus Art. 12 Absatz 1 Satz 1 GG, i.V.m. Artikel 5 Absatz 3 des Grundgesetzes dessen Ausläufer § 1 Abs. 2 BÄO ist.

Der Gesetzgeber verankerte weiter in § 31 Abs. 6 SGB V, dass die Krankenkassen **nur in begründeten Einzelfällen** die Kostenübernahme ablehnen dürfen.

Zu dem besagten Einzelfall gehe ich etwas näher in der Kategorie Urteilssprüche ein.

I.1.2 Definition einer schweren Erkrankung oder schwerer Symptome

Nach laufender Rechtsprechung liegt eine schwere Erkrankung immer dann vor, wenn es sich um eine chronische, nicht heilbare Erkrankung handelt, die progredient, das heißt fortschreitend ist und die einen fortlaufenden Therapiebedarf zur Folge hat und die unter anderem Einfluss auf folgende

Bereiche des Lebens hat:

Arbeitsfähigkeit, Schlaf, Körpergefühl (Schmerzen & deren Lokalisation), den eigenen Körper im Sinne von unkontrollierbaren Spastiken/ Muskelkontraktionen, das Sehen, Tasten und Wahrnehmen.

Ebenfalls müssen Einschnitte in der selbstständigen Lebensführung nachgewiesen sein, so zum Beispiel bei:

Nahrungsaufnahme, Ankleiden, Notdurft (Toilettengang), selbstständiges Umsetzen, selbstständiges Verlassen der Wohnung, Mitteilungsfähigkeit, usw.

Demnach ist erkennbar, dass ein Beleg für die schwere einer Erkrankung ein vorhandener Pflegegrad und/ oder ein Schwerbehindertenausweis ist, da diese die Einschnitte, die aus der Erkrankung in das Leben rühren, zumindest subjektiv dokumentiert.

Als schwere Erkrankung gelten laut den Aussagen der Bundesregierung ferner "verzehrende Erkrankungen", zu diesen zählen:

Multiple Sklerose (MS), amyotrophe Lateralsklerose (ALS), Krebs, HIV, Parkinson, Spastiken, Tourette

Nach den aktuellen Urteilen der Gerichtsbarkeit Berlin- Brandenburg aber ebenfalls:

PTBS, Migräne, Blutgerinnungsstörung (Bluter Krankheit)

II. GRUNDLEGENDES ZUM ANTRAGSVERFAHREN

II.1 Antrag bei der Krankenkasse

Der Antrag auf Kostenübernahme bei der Krankenkasse sollte möglichst alle zuvor erhaltenen wirkungslosen und/oder nebenwirkungsbehafteten Medikamente unter Nennung der Nebenwirkung und Einnahmedauer enthalten, als auch die regulären Symptome und Erschwernisse.
(wir kamen auf mehrere Seiten, Siehe Anlage IV.1 und IV.1.2)

Darüber hinaus sollten alternative und/ oder ergänzende Behandlungen ebenfalls genannt sein. Auch die aktuellen Symptome müssen penibel dokumentiert/ nachgewiesen werden.

Zwar hat die Krankenkasse hierauf noch keinen Anspruch, aber spätestens im Gerichtsverfahren muss man es ohnehin offenlegen, also empfiehlt es sich (auch im Rahmen der Beschleunigung) den Antrag gleich so gründlich wie möglich zu gestalten.

Erschwerende Symptome die Einfluss auf die Grunderkrankung haben, wie zum Beispiel Schlaflosigkeit bei Multipler Sklerose, müssen zwingend genannt werden, da dies zum einen bei dem primär schubförmigen- und sekundär progredierenden Verlauf zum zuvor genannten Schub führen kann und somit eine signifikante Gefahr für den aktuellen Gesundheitszustand besteht.

Selbst dies genügt noch nicht, hilfreich ist auch die „Anerkennung als schwere Erkrankung" beispielweise durch einen Pflegegrad und/ oder den Schwerbehindertenausweis.

Aber selbst hier werden die Krankenkassen den MDK um Stellungnahme bitten.

Bei einem mir bekannten Verlauf, wurde beispielsweise die THC Therapie bejaht, aber durch die Krankenkasse dennoch abgelehnt mit der Begründung Dronabinol (Extrakt mit Alkohol) sei billiger.

An diesem Punkt sollte man entweder einen Anwalt oder seinen Sozialrechtsschutzverein (Bsp. VDK) mit der Vertretung beauftragen.

Wir gingen hiergegen in Widerspruch und beantragten **parallel** eine einstweilige Anordnung.

Weiteres dazu zeigt die Abbildung unter Punkt III.

II. 2 MEHRSTUFIGES WIDERSPRUCHSVERFAHREN

Gegen den Bescheid der Krankenkasse gilt eine Widerspruchsfrist von 4 Wochen. Innerhalb dieses Zeitraums <u>muss</u> bei der Krankenkasse der Widerspruch eingegangen sein. Eine E- Mail genügt nach regelmäßiger Rechtsprechung nicht, Faxsendungen hingegen schon.

Bereits nach der ersten Ablehnung der Krankenkasse beantragten wir eine einstweilige Verfügung gegen die Krankenkasse, um zumindest den derzeitigen Zustand zu schützen und einer weiteren eminenten Verschlechterung vorzubeugen. (einstweiliger Rechtschutz)

Der Widerspruch muss noch nicht begründet sein, man kann Ihn fristwahrend am letzten Tag einlegen (per Post muss der Weg von min. 3-7 Tagen berücksichtigt werden) und dann die Begründung schreiben, sofern man rechtlich versiert ist.

Wenn man hingegen erst dann einen Anwalt beauftragt, der den Widerspruch begründet, kann es unter Umständen dazu führen, dass die Krankenkasse bereits ohne die Begründung im erstinstanzlichen Widerspruchsverfahren entscheidet.

Liegt nun der Widerspruchsbescheid vor, muss man auch gegen eben diesen vorgehen und ggfs. Widerspruch einlegen. Der erneute Widerspruch führt zur Vorlage beim Widerspruchsausschuss.

Hat auch der Ausschuss den Widerspruch abgelehnt, so muss das Rechtsmittel der Klage gegen den Widerspruchsbescheid eingelegt werden.

Es empfiehlt sich also immer einen Anwalt zu beauftragen, oder eine Mitgliedschaft bei Vereinen wie Beispielweise den VdK zu haben, da dieser im Zweifel Ihre Rechte anwaltlich durchsetzt.

Laien sollten keinesfalls Prozesse führen, auch wenn pflegende Angehörige einer eheähnlichen Lebenspartnerschaft und/oder Verwandte nach dem Sozialgerichtsgesetz Ihre zu Pflegenden vor

dem Sozialgericht mit entsprechender Vollmacht vertreten können.

II.3 EINSTWEILIGER RECHTSCHUTZ/EINSTWEILIGE ANORDNUNG

Voraussetzungen für eine einstweilige Verfügung/einstweiligen Rechtschutz

Die Voraussetzung für den Erlass einer einstweiligen Verfügung ist die Gefahr der Verschlechterung der Erkrankung als auch die Gefahr irreversibler Schäden, als auch die Gefahr der akut eingeschränkten Lebensqualität.

Die Voraussetzung stammt aus § 86b SGG Abs. 2 Satz 4 i.V.m. § 920 Abs. 2 ZPO. *(Der Arrest stellt hier die Zwangsvollstreckung gegen die Krankenkasse dar)*

Eine bloße Auflistung der Symptome genügt somit nach laufender Rechtsprechung nicht. Vielmehr muss bis ins Detail dargelegt/ erklärt werden, worin die Gefahr besteht und das so, dass auch ein Medizinlaie (der Richter) versteht wie sich die Erkrankung und die Symptome zeigen und welche AKUTE GEFAHR der Verschlechterung oder Einschränkung der Lebensqualität besteht.

Sind diese Voraussetzungen erfüllt und mittels Beweisen belegt, gilt es per Definition des § 23 SGB X als glaubhaft und damit bewiesen, dass der Anspruch auf Erlass der einstweiligen Verfügung besteht.

Darüber hinaus ist im einstweiligen Rechtschutz noch _keine_ Verordnung nötig (Beschluss vom 6- März 2018 – L 5 KR 16/18 B ER, juris Rdnr. 17),

Ein ärztliches Attest über die Notwendigkeit genügt bis zur Eröffnung des Hauptverfahrens. *(Diese Ansicht ist in der Rechtsprechung jedoch strittig, also besser im Vorfeld ein Attest oder eine Verordnung holen)*

(Hauptverfahren = Klage gegen die ablehnende Widerspruchsentscheidung der Krankenkasse)

Rechtsgrundlagen:
§ 86b Abs. 2 SGG, § 86b Abs. 2 Satz 2 SGG, § 23 SGB X, § 31 Abs. 6 SGB V

Maximal Zulässige Dauer des einstweiligen Rechtschutzes

Der einstweilige Rechtschutz stellt **keine endgültige Entscheidung** dar, sondern soll über den Arrestparagraphen der akuten Gefahr entgegenwirken und eine weitere Verschlechterung sowie weitere Gesundheitseinbuße oder Einbuße in der Lebensqualität verhindern, zumindest aber einen bestehenden Zustand erhalten.

Er kann also durchaus auch als Vorbereitung auf die Hauptverhandlung gesehen werden.

Die maximal zulässige Dauer des einstweiligen Rechtschutzes beträgt in freier Ermessensausübung des Richters bis zu maximal 12 Monate (siehe auch L 1 KR 26/18 B ER, L 1 KR 27/18 B ER).

Danach muss er erneut beantragt werden.

Zulässige Beweismittel

- Befunde der behandelnden Ärzte
- Krankenhäuser
- Akte des einstweiligen Rechtschutzes (im Hauptklageverfahren)
- Physiotherapeutische Berichte
- Zeugenaussagen der Ärzte (im Hauptklageverfahren), Physiotherapeuten und pflegenden Angehörigen immer in Betracht.

Natürlich muss der hauptbehandelnde Arzt (der im Idealfall spezialisiert ist, z.B. Neurologie) den Antrag stützen. Ohne einen unterstützenden Mediziner ist es **unmöglich**, dass einem Antrag stattgegeben wird. Denn wie bereits erwähnt obliegt es dem behandelnden Facharzt, die Therapie zu befürworten. Der Facharzt wiederum brauch natürlich eine BTM Zulassung.

Auch hat das Pflegetagebuch eines Angehörigen eine eminente Beweiskraft.

Darüber hinaus kann man dem Gericht anbieten, die letzten Krankheitsjahre auf Anfrage zu belegen, wenn man alle Befunde gesammelt hat.

III.1 BILDLICHE DARSTELLUNG DES EINFACHEN ABLAUFS

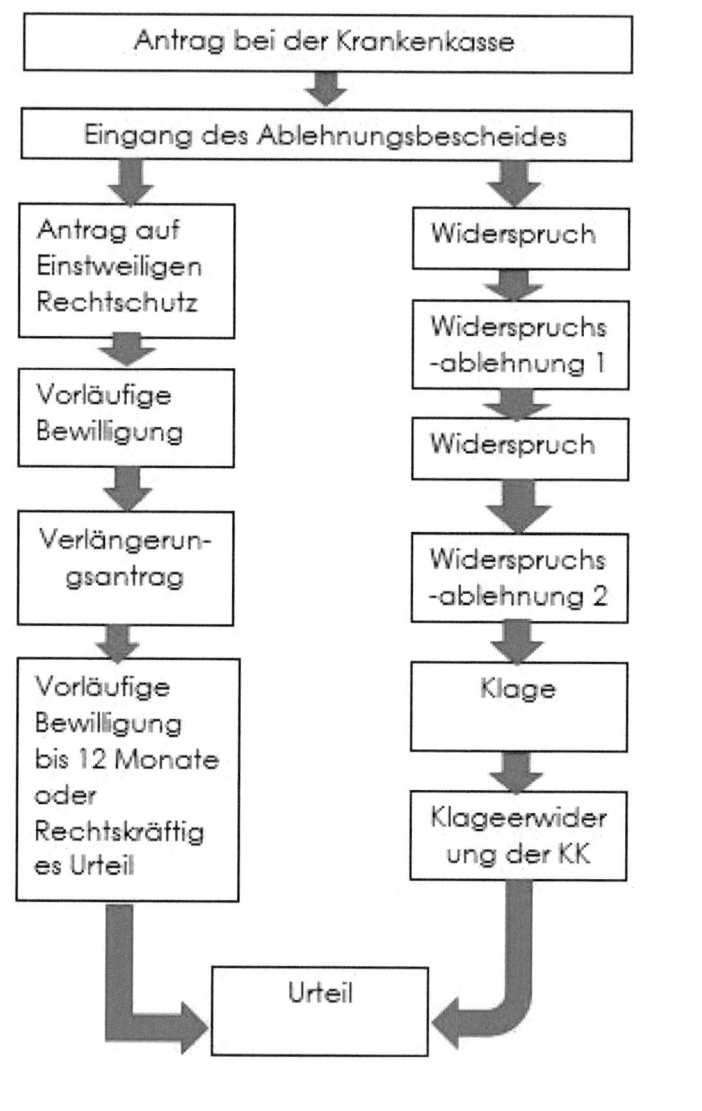

III.2 Rechtsprechungen der Länder kurz angeschnitten

Quelle: Landesdatenbanken, in Co op. mit Juris

L 1 KR 305/17 B ER Rn. 16, 24, 28

In dem vorliegenden Fall wurde einem Betroffenen mit Migräne der einstweilige Rechtschutz gewährt, da die Krankenkasse nicht reagierte und somit die „Genehmigungsfiktion" eintrat.

Eine Genehmigungsfiktion ist die automatische Bewilligung, da die Krankenkasse nicht in der rechtlich vorgeschriebenen Zeit reagiert hat.

Die Beschwerde der Krankenkasse dagegen wurde als unbegründet zurückgewiesen.

L 1 KR 26/18 B ER, L 1 KR 27/18 B ER Rn 3-7

Unter dem oben genannten Az. wurde einstweiliger Rechtschutz gewährt und die Beschwerde der Krankenkasse abgelehnt, da der Betroffene an HIV und Hämophilie A (Bluter Krankheit) leidet.

Die Voraussetzung der verzehrenden Erkrankung als auch die Tatsache, dass eine dem medizinischen Standard entsprechende Leistung nicht zur Verfügung steht waren somit erfüllt.

Dem Betroffenen wurde die Behandlung somit zu Recht gewährt.

L 9 KR 72/19 B ER Rn 7-8

Unter dem oben genannten Aktenzeichen verlor ein Betroffener mit den Diagnosen mittelgradige Depressive Episode, PTBS und Polytoxkomanie (Drogensucht).

Nicht jedoch wegen der Sucht als solchen, sondern mangels Begründung der Ärztin, da für den Richter nicht erkennbar war, warum Cannabis vergleichsweise besser als andere bereits verfügbare Therapien anschlagen würde.

L 1 KR 340/16 B ER Rn: 3;6

Der zuvor genannte Antrag auf Erlass wurde mangels Begründung und Diagnostik abgelehnt.

Als Begründung gab das Gericht an, dass chronische Schmerzen keine schwere Erkrankung im Sinne des SGB V sind und dass es an der Behandlungsempfehlung des Bundesausschusses mangelt.

(Az. wird nach öffentlicher Bekanntgabe in den Folgeauflagen nachgetrage)

Bei summarischer Prüfung folgte das Gericht der Antragstellerin.

Denn nach Auffassung des Gerichtes handelt es sich bei der vorliegenden konkreten Ausprägung der MS um eine schwere Erkrankung. (Gründe: Absatz 8 Satz 2)

Darüber hinaus steht eine dem medizinischen Standard entsprechende Leistung nicht zur Verfügung. (Gründe Absatz 8 Satz 3)

Auch kommt ein Verweis auf Dronabinol nach § 12 SGB V nicht in Betracht, da dies unbestritten starke Nebenwirkungen auslösen würde.

Dem Antrag auf Erlass der einstweiligen Anordnung wurde somit stattgegeben.

(Diese und weitere AZ in langer und ausführlicher Analyse, Erläuterung und Erklärung folgen in der gebundenen Auflage)

IV ANLAGEN
IN FORM VON ANONYMISIERTEN ZITATEN
(URHEBERRECHTLICH GESCHÜTZTE WERKE)

1. Antrag auf Kostenübernahme bei der Krankenkasse

00.00.0000

Name der Krankenkasse

An die Zuständige Fachabteilung
Straße

Plz Stadt

Sehr geehrte(r) Empfängername,

- mittels dieses Anschreibens beantrage ich die Kostenübernahme für Cannabisblüten zur Inhalation nach § 31 Abs. 6 SGB V, für die Behandlung der bestehenden - *Erkrankung*-, von _____ _____.

Ich weise ebenso darauf hin, dass die Kostenübernahme nur in Ausnahmefällen abgelehnt werden darf.

Die ausführliche Begründung, sowie eine Liste der bislang verordneten Medikamente finden Sie im Anhang.

Mit freundlichen Grüßen,

Name des Angehörigen/ oder Antragstellers

Begründung

Bei meiner Verlobten ist seit knapp 10 Jahren Multiple Sklerose diagnostiziert, zunächst als schubförmige Verlaufsform. Unter Gabe einer Basismedikation (C.) konnten die, bei Ihr sehr schwer ausfallenden Schübe zunächst eingedämmt werden.

Im Lauf der Erkrankung nahm der Schmerzpegel, der aus der de-Myelonisierung resultiert, stetig zu.

Zunächst wurde versucht den Schmerzen mittels trizyklisch Antidepressiva und NSAR Hemmer entgegen zu wirken. Mangels Wirkung und aufgrund der vielfältigen Nebenwirkungen wurde die Behandlung dann abgebrochen. Stattdessen wurde erstmals die Gabe von Lyrica 150 mg versucht.

Zeitweise wurde eine Behandlung mit T. versucht, dies musste aber aufgrund der eingetretenen

Nebenwirkungen (siehe Tabelle) abgebrochen werden.

Im weiteren Verlauf der Basismedikation folgten Fieberschübe, die zum ärztlich angeordneten Therapieabbruch führten, da das Fieber die Schubgefahr drastisch erhöhte.

Aufgrund der Schwere der Schübe, die Auswirkungen auf die Persönlichkeit, das emotionale Erleben, das Sprechen, Gehen, Schlucken, Sehen, sowie die Kraft und das Empfinden in Armen und Händen, sowie Beine hatten, entschied sich Dr. med. L. für die Eskalationstherapie mittels Tysabri. Auch wenn es während der Basistherapie zunächst zu weiteren Entzündungen im Bereich der HWS und des Kopfes kam, konnten weitere schwere Schübe eingedämmt/ verhindert/ verkapselt werden.

Im weiteren Verlauf der Erkrankung kam es dann seit 2017 zu kontinuierlichen Symptomverschlechterungen, auch ohne nachweisbare neue Herde/ Schübe.

Die Sehstärke verschlechterte sich zunehmend, das Laufen/ Gehen / Stehen wurde immer instabiler und es kam zu mehreren Stürzen bis es dann letztendlich kaum bis gar nicht mehr möglich war und Die Antragstellerin seit 2017 dauerhaft, auch innerhalb der Wohnung, auf einen Rollstuhl angewiesen ist. Die Augenschmerzen bei Tageslicht nahmen rasant zu, die Spastiken weiteten sich von den Unterschenkeln über die Oberschenkel bis zum Podex und der LWS aus, sodass selbst ich als Laie die Muskelkontraktionen spüren kann.

Seit Anfang 2018 sind auch die Arme von den Krämpfen/ Spastiken betroffen, im Sommer 2018 bemerkte ich erstmals die gleichen Kontraktionen an den Schultern und am Hals, bis hin zum Kopf (hinten) seit Herbst 2018 gingen die Kontraktionen über, bis in die Finger.

Ergänzend kommt es seit des diagnostizierten Harnverhalts und Botox Eingriffs im Jahre 2018 selbst zu Spastiken der Harnröhre, der Blase und des äußeren Intimbereichs, was bislang aufgrund der starken Krankheits- Progression (DSD Syndrom, uvm.) nicht ausreichend behandelt ist. Ein erneuter Termin im BBZ _____ ist aber erst im April 2019 möglich.

Ebenso hat sich im Jahr 2019 der Tremor in der rechten Hand massiv verschlechtert, wodurch meine Partnerin auf die Benutzung einer Orthese angewiesen ist. Diese dient jedoch lediglich der Ruhigstellung der Hand und hat keinen Einfluss auf die Schmerzen, die aufgrund des Tremors entstehen.

Durch die MS Ambulanz xyz (Dr. xyz) wurde der Verdacht auf eine sekundär progredierende MS-Form geäußert, da es trotz fehlender Schübe zu einer massiven Verschlechterung und einem stetig voranschreitenden Krankheitsverlauf kommt.

Symptom verschlimmernd wirken die Lymphödeme, die durch Dr. Y (Gemeinschaftspraxis xy) in den Beinen und Armen diagnostiziert wurden. Da die besagten Ödeme auf die ohnehin gereizten Nerven & auf die, durch die Spastiken übersäuerten Muskeln Druck ausüben.

Seit der Diagnosestellung läuft hier eine Dauer Therapie in Form der manuellen Lymphdrainage, zunächst für die Beine und im späteren Verlauf auch der Arme. Ergänzend werden tgl. Bein-Kompressionsstrümpfe genutzt und alle 2 Tage Kompressionsbekleidung für Arme und Hände statt der Beine. Das gleichzeitige Tragen aller Kompressionsbekleidung ist lt. Physiotherapiepraxis kontraindiziert.

Eine wesentliche Besserung konnte trotz ergänzender Krankengymnastik nicht erzielt werden, da im Anschluss immer Spastiken folgen. Die Medikation mittels Cannabis kann hier unterstützend wirken und die weitere eminente Progression unter Beibehalt der Physiotherapie und MLD verlangsamen.

Aufgrund der Unverträglichkeiten der oben genannten Medikamente, kommt Cannabis als Therapeutikum in Frage, da das THC nicht nur die Spastiken und den Tremor beruhigt und somit für Linderung im Bereich der Muskelschmerzen sorgt, sondern ebenso beruhigend auf die Nervenbahnen und Knoten wirkt und somit ebenfalls die vorhandenen starken Nervenschmerzen lindert.

Hinzu kommt die beruhigende Wirkung, die vor allem nachts bei den Angstzuständen und der bereits durch den Psychoanalytiker Dr. xyz diagnostizierten Insomnie hilft und für Linderung sorgt.

Insofern vertrauen wir darauf, dass die richtigen Sorten und Dosierungen von Ihrer Fachärztin Frau Dr. xyz gefunden werden, auch wenn eine medikamentöse Einstellung Zeit in Anspruch nimmt.

Dies stellt aufgrund der Fatique und anhaltenden Erschöpfung die nächste Herausforderung dar, weil Meine Frau aufgrund der Symptomatik, morgens und mittags/ tagsüber eine belebende Wirkung bräuchte, die dennoch die Spastik und Steifigkeit löst und abends eine stark beruhigende für die Muskulatur/ Spastiken, sowie gegen die Ängste.

Die im 2. Absatz, dieses Rahmens, getroffenen Aussagen sollen keine Beauftragung darstellen, sondern lediglich meine tägliche Wahrnehmung widerspiegeln.

Insofern würde die Behandlung mittels Cannabis der weiteren Entwicklungstendenz im Bereich der muskulären, nervlichen, entzündlichen, demyelonisierenden Erkrankung entgegenwirkten und die mit der Progression verbundenen Schmerzen deutlich lindern.

Die Behandlung kann somit die vielfältigen Beschwerden, die aus der MS resultieren lindern und den Lebensstandard/ die Selbstständigkeit erhalten und einer weiteren eminenten Verschlechterung aufgrund der anhaltenden Spastiken entgegenwirken/ der hieraus resultierenden Muskelerkrankungen signifikant verlangsamen.

Im Übrigen ergibt sich eine signifikante Entlastung des Organismus für Meine Frau, da auf die derzeit gegebenen Medikamente im Idealfall verzichtet werden könnte, was schlussendlich auch kosteneffizienter für die Krankenkasse ist.

Für Rückfragen stehe ich Ihnen gern unter er Nummer 0000 00000000 zur Verfügung.

Eine auf mich lautende Vollmacht, die auch die Vergabe von Unter- Vollmachten zur Beauftragung von Rechtsbeiständen enthält, ist Aktenkundig. Die Korrespondenz kann gern per Mail oder Fax erfolgen.

Einer Rückantwort sehe ich bis zum 00.00.0000 entgegen.

Mit freundlichen Grüßen

IV 1.2 BISHERIGE MEDIKAMENTE

- <u>Bisherige Medikamente, Abbrüche &
  Nebenwirkungen</u>

Medikament	Nebenwirkungen/ Wirkung	Behandl. Seit/ ggfs. Ende (ca.)
Cop.	Fieberschübe / Abstoßungsreaktion / Schübe trotz Behandlung	000
Bac.	Herzrasen, Zittern, Herzrhythmusstörungen, Übelkeit, Schwindel, keine Linderung beim Tremor und bei den Spastiken	000
Tiz.	Herzrasen, Herzrhythmusstörungen, Übelkeit, Schwindel, starke Gleichgewichtsprobleme, starke Müdigkeit, keine Linderung beim Tremor und bei den Spastiken	000

Tram.	Übelkeit, Erbrechen, Herzrasen, kaum Schmerzlinderung bei den Nervenschmerzen, keine Wirkung auf die Spastiken und den Tremor	0000
Til.	Übelkeit, Erbrechen, Herzrasen, kaum Schmerzlinderung bei den Nervenschmerzen, keine Wirkung auf die Spastiken und den Tremor	0000
Nov.	Hilft bei Migräne max. 3x 60 Tr., nicht jedoch bei den Nervenschmerzen in Extremitäten und Augen, keine Wirkung auf die Spastiken und den Tremor	00000
Pr.	Keine Wirkung auf die Spastiken, keine Wirkung auf das RLS, minimale Wirkung bei	Bis heute gegen die Ängste

den Nervenschmerzen,
hilft minimal gegen die
Ängste
Dosis 1x 100 bis 150mg
abends

Minimale Besserung der
Spastiken, minimale
Besserung der
Nervenschmerzen.

S.

Hinweis:
die max.
Dosis
wurde
durch die
MS Klinik
aufgrund
der
anderen
Symptome
festgelegt

Herzrasen, keine
Besserung der
Spastiken der
Harnröhre & Blase.
Auch eine Injektion mit
Botolinum (Botox)
brachte nur für 2
Monate Linderung.
Daher ist von einer
erneuten Injektion
abzusehen. Keine
Besserung der
Augenschmerzen.
Keine Besserung des
Tremors

Beginn mit bis zu
8 Sprühstöße tgl.

Durch MS
Ambulanz
wurden
aufgrund der
Zusätze und
Nebenwirkunge
n
max. 5
Sprühstöße
empfohlen

V.

Entfremdungsgefühl,
deutliche
Verschlechterung der

0000

	Depressionen, Zunahme der Fatique, keine Schmerzlinderung bei den Nervenschmerzen, keine Wirkung auf die Spastiken und den Tremor	
A.	Alpträume, Angstattacken, keine Schmerzlinderung bei den Nervenschmerzen, keine Wirkung auf die Spastiken, sedierende Wirkung hilft dezent gegen die Einschlafstörungen	Bis heute gegen die Einschlafstörungen
T. (N.)	Während der Behandlung kam es immer wieder zu starken Stimmungsschwankungen, Unruhezustände, schweren Fatique-Attacken, ausgeprägten Kreislaufproblemen,	Ende September 0000

sowie zu weiterem Voranschreiten der Erkrankung, auch ohne nachweisbare Schübe

| R. (Dopamin) | minimale Wirkung auf RLS, keine Wirkung auf Schmerzen, Tremor, Spastiken / Nervosität, Unruhe, massive Verschlechterung der bekannten Insomnie | Abbruch 0000 |

•

3. ANTRAG AUF ERÖFFNUNG DES HAUPTVERFAHRENS

Absender

Straße
Plz, Stadt

Datum: xx.xx.xxxx

Sozialgericht
Straße
Stadt

Antrag auf Eröffnung des Hauptverfahrens

Sehr geehrter Herr Richter Mustermann/
Musterfrau

mittels hinterlegter Vollmacht beantrage Ich nun
mehr die Eröffnung des Hauptverfahrens, unter

Beiziehung der Verfahrensakte **xyz**(Einstweiliger Rechtschutz) nebst Beweisanlagen und Beweisakte, da mit dem Widerspruchsbescheid vom xx.xx.xxxx, bei uns eingegangen am xx.xx.xxxx und

dem Widerspruchsbescheid des Wiederspruchausschusses vom xx.xx.xxxx bei uns eingegangen am xx.xx.xxxx, dem Widerspruch nicht abgeholfen wurde und die gleichen widersprüchlichen Aussagen getroffen wurden.

Laut Telefonat mit der Sachbearbeiterin der Krankenkasse „wurde der Einstweilige Rechtsschutz jedoch bei der Entscheidungsfindung berücksichtigt."

Aufgrund der Rechtshängigkeit des Einstweiligen Rechtsschutzes, gehen wir davon aus, dass das Gericht der xyz. Kammer auch für das Hauptverfahren zuständig ist.

Die Klageschrift übersenden wir Ihnen mit gesondertem Schreiben.

IV ANLAGEN / KLAGESCHRIFT HAUPTVERFAHREN

(Formvorschriften beachten, Pflicht sind: Absender, Empfänger Gericht, Gegner, Datum und Unterschrift)

Sehr geehrte(r) Richterin, Herr Richter xyz,

Mittels hinterlegter Vollmacht beantragte ich am xx.xx.xxxx die Eröffnung des Hauptverfahrens via Fax, unter Beiziehung der Verfahrensakte **xyz ER** nebst Beweisanlagen und Beweisakte, da mit dem Widerspruchsbescheid vom xx.xx.xxxx, bei uns eingegangen am xx.xx.xxxx dem Widerspruch nicht abgeholfen wurde, obwohl das Gericht der x. Kammer, den Antrag auf einstweiligen Rechtsschutz, **zu Recht** auch als Widerspruch gegen den teilweise Abhilfe Bescheid der Krankenkasse, in dem auf Dronabinol verwiesen wird, wertete.

Trotz der soeben genannten richterlichen Entscheidung, entschied sich der

Widerspruchsausschuss der Krankenkasse am xx.xx.xxxx laut Telefonat am xx.xx.xxxx mit Frau mxy unter Einbeziehung des einstweiligen Rechtsschutzes gegen die Abhilfe.

Aufgrund der Rechtshängigkeit des einstweiligen Rechtsschutzes gehen wir von der Zuständigkeit des Gerichts, der xyz Kammer, auch für das Hauptverfahren aus.

Daher beantrage ich mittels hinterlegter Vollmacht:

1. Die Beklagte wird verurteilt, die Kostenübernahme für medizinisches Canabis gemäß § 31 SGB V, wie ärztlich attestiert zu erteilen.

I.1 Hilfsweise beantragen wir die behandelnde Fachärztin, Frau Dr. D. B. als sachverständige Zeugin zuzulassen. Im Falle eines schriftlichen als auch mündlichen Verfahrens.

Sollte dies nicht genügen,

I.2   beantrage ich hilfsweise die
        Einbindung eines medizinischen
        Sachverständigen zur Begutachtung
        von Frau Mustermann nach <u>Aktenlage</u>,
        der
        Facharzt für Neurologie mit
        Schwerpunkt Multiple Sklerose
        (Arbeitsgruppe
        MS & Mitglied der DMSG) ist und
        Fortbildungen auf dem Gebiet THC bei
        Multipler Sklerose absolviert hat.

<u>Tatsächlicher Sachverhalt   I</u>

Der Antrag auf Kostenübernahme folgte auf
Empfehlung der anerkannten Fachärztin für
Neurologie mit Schwerpunkt Multiple Sklerose
Frau Dr. B., die auch über eine BTM Zulassung
verfügt und Mitglied des Arbeitskreises „Multiple
Sklerose" ist und bereits

Fortbildungen/Weiterbildungen/ärztliche Veranstaltungen zum Thema Cannabis Therapie bei Multipler Sklerose absolvierte, als auch regelmäßig an Ärzte- Kongressen zum Thema MS und Therapiemöglichkeiten teilnimmt.

Nach dem Kenntnisstand der Ärztin musste die Kostenübernahme vor der Verordnung eingeholt werden, daher ist die zum damaligen Zeitpunkt fehlende Verordnung auch nicht verfahrensschädlich, da die Fachärztin in freier Ausübung Ihres Berufs, bereits die Notwendigkeit im Rahmen Ihrer wissenschaftlichen Kenntnisse und Erfahrungen attestiert und verweist selbst auf die ausführlichen Ausführungen unseres Antrags, auf dem wir auch hier erneut und voll umfänglich verweisen.

Zum anderen hat die Krankenkasse die Hoheitsgewalt der Vertragsärzte zu achten, dies ergibt sich nicht zuletzt aus Artikel 12 Absatz 1 Satz 1 GG, i.V.m. Artikel 5 Absatz 3 GG i.V.m. Seite 20 der **BT Drucksache 18/10902 (zuletzt zittiert durch das Gericht im einstweiligen Rechtschutz), i.V.m. WD-9-033-16 Punkt 2 Therapiefreiheit,** des wissenschaftlichen Dienstes der Bundesregierung in der die Position der behandelnden Ärzte gestärkt wird.

Darüber hinaus greift als Ausläufer des Grundgesetzes § 1 Abs. 2 BÄO.

Entgegen den Ausführungen der Krankenkasse handelte es sich nicht um einfache „Gespräche".

Denn selbst die behandelnde Ärztin fühlte sich durch die fortwährenden Kontaktversuche und - Aufnahmen der Mitarbeiter der Krankenkasse (subjektiv) unter Druck gesetzt.

Dies wird Sie auf Anfrage mit Sicherheit auch dem Gericht bestätigen.

Daher gehen wir davon aus, dass die Ärztin zermürbt werden sollte, mit dem Ziel, derartige Verordnungen/ Atteste nicht mehr auszustellen, was nicht zuletzt ein Eingriff in die ärztliche Behandlungskompetenz und Hoheitsgewalt ist.

Denn die Art der Verordnung, das Mittel zur Linderung/ zum Erhalt oder teilweisen Erhalt der Lebensqualität zu deren Inhalt auch der Erhalt der Selbstständigkeit, der Erhalt der Grundrechte und Befriedigung der Grundbedürfnisse (hierauf kommen wir im weiteren Verlauf), sowie zur Linderung, liegt in der vertragsärztlichen Hoheitsgewalt, zu dessen Leistung auch die Krankenkasse gemäß § 31 Abs. 6 Satz 1 SGB V, in Verbindung mit § 2a SGB V in Verbindung mit § 27 Abs. 1 Satz 1, Halbsatz 4 SGB V, i.V.m. Artikel 3,12,22,25 Absatz 1 der Menschenrechts Carta; gesetzlich verpflichtet ist.

Beweis: Attest der Fachärztin für Neurologie (in der Beweisakte)

Im Übrigen besagen die Londoner Studien, auf die sich auch der deutsche Ärztebund stütz, dass die Cannabinoide / THC einen positiven Einfluss auf den Krankheitsverlauf und/ oder die

Symptomatiken bei MS haben, weshalb die ersten Cannabismedikamente auf den Deutschen Markt kamen, darunter Sativex, Dronabinol, Baldrogat und Red. No 2 unter anderem unter NRF* 22.12 und Red No 4 unter anderem unter NRF 22.12.

* Neues Rezeptur-Formularium

Beweis: Auszug der Veröffentlichung des Deutschen Ärztebundes (Teil der Beweis Akte)

Im Übrigen heißt es nach § 31 Abs. 6 Nr. 2

„Versicherte haben einen Anspruch auf Cannabis in Form von getrockneten Blüten oder Extrakten in standardisierte Qualität,"…

wenn
eine nicht ganz entfernte Aussicht auf eine spürbar positive Einwirkung auf den Krankheitsverlauf oder auf schwerwiegende Symptome besteht".

Ein Sachbearbeiter einer Krankenkasse kann demnach eine ärztliche Entscheidung die auf den wissenschaftlichen/ ärztlichen Kenntnissen und in freier Ausübung des Berufs, der auf den Hippokratischen Eid basiert, nicht aufheben/ anzweifeln. Dementsprechend ist die Krankenkasse, in diesem Fall die xyz zur Leistung verpflichtet.

Denn selbst der MDK stimmte dem Therapieversuch mit Cannabinoiden zu. Das „Feld" der Wirtschaftlichkeitsprüfung (MDK Schreiben Blatt ??? der Akte), ist offenkundig eine Vorgabe der Krankenkasse, um hier die Entscheidung des MDK´s zumindest teilweise einzuschränken.

Aber auch im Rahmen einer „.Wirtschaftlichkeitsprüfung" ist eine Ablehnung unzulässig, wenn die Notwendigkeit mangels Therapie- Möglichkeiten ärztlich attestiert ist, da dieser Verweis auf ein billigeres Medikament, das nicht einmal als Sativa und Indica getrennt verabreicht werden kann, und dies bereits ein schwerer Eingriff in die zuvor genannte Behandlungskompetenz, Hoheitsgewalt und ärztliche Freiheit nach dem GG und BÄO des Vertragsarzt, hier von Dr. B. darstellt.

So schrieb der Wiederspruchs- Ausschuss in dem Widerspruchsbescheid vom xx.xx.xxxx auf Seite x unter „Folgendes wird festgestellt":

„Dronabinol ist ein reines Tetrahydrocannabiol, welches eine höhere Bioverfügbarkeit gegenüber Cannabisblüten zur Inhalation aufweist"

Weiter heißt es:
„da es in dem Fall von Frau Mustermann zu entnehmen ist, dass es ausschließlich auf die THC Komponente ankommt, stellt die ethanolische Dronabinollösung eine geeignete Alternative dar."

Aber auch dies ist nicht zutreffend, da Dronabinol eben kein reines THC-Präparat ist und mittels Fertigungskit in Apotheken hergestellt wird.

Wobei hier der Zusatz Ethanol mit 90 – 96 % hinzugefügt wird, was auch die Beklagte in demselben Absatz unter Satz x und Absatz x bestätigt.

Im Übrigen haben die verordneten Blüten einen CBD Anteil von 0,5 %, was bei der „Alternative" der Krankenkasse nicht der Fall ist. Daher muss man die medizinische Kompetenz der Sachbearbeiter hinterfragen, da diese Äußerung in die freie Berufsausübung der Ärzte eingreift.

Beweis: Teilweise Abhilfe/ Bewilligung des Dronabinol
Beweis: Fertigungsanleitung der AdHoc Apotheken
Beweis: Widerspruchsbescheid vom xx.xx.xxxx

Ergänzend kommt zum Tragen dass der § 31 Abs. 6 SGB V keinen wissenschaftlichen Beweis fordert, denn hier heißt es ausdrücklich, dass lediglich die nicht ganz entfernte Aussicht auf eine Besserung oder spürbare Linderung bestehen muss.

Wie bereits dem Antrag auf Kostenübernahme, als auch dem Antrag auf einstweiligen Rechtsschutz zu entnehmen ist, auf die wir hier erneut voll umfänglich verweisen, ist Dronabinol schlicht ungeeignet, da aufgrund des Zusatzes Ethanol bereits beim zuvor verschriebenen Sativex (ebenfalls Cannabinoid mit einem Ethanolgehalt von ca. 50 %) schwere Nebenwirkungen eintraten.

Demnach ist bei einem ähnlichen und sogar höheren Ethanol Gehalt auch mit den gleichen oder schwereren Nebenwirkungen zu rechnen.

Beweis: Verfahrensakte xyz ER (Aktenzeichen EInstweilge Verfügung)
Beweis: Befundbericht MS Ambulanz
Beweis: Attest Dr. B. (in der Akte)

Aufgrund der zuvor genannten Sachverhalte gehen wir nicht zuletzt wegen falscher Ermessensausübung der Angestellten der Beklagten, von der Rechtswidrigkeit des Bescheides aus, obwohl die Schwere der Erkrankung offenkundig belegt ist.

Zum einen heißt es in dem Attest:

„Ich befürworte aus medizinischer Sicht ein Therapieversuch mit Cannabisblüten zur Inhalation und zwar für die Sorten Red. No2 (Sativa) morgens und Red. No 4 (Indica) abends.

Ich bitte um eine Kostenübernahme der **schwer betroffenen Patientin**, die auch durch die klinische Symptomatik in Ihrer Lebensqualität **stark** eingeschränkt ist."

Darüber hinaus sind die nachfolgenden Beweisanlagen der Akte zu entnehmen.

Beweis: Blatt 1 des Abschnitts „Befunde"
Beweis: MDK Bericht- Pflegegrad 3 unbefristet
Beweis: Schwerbehinderten Ausweis GdB 90 unbefristet
Beweis: Auszug aus dem Pflegetagebuch
Beweis Befundbericht des Becken-Boden Zentrums (wegen spastischer Organe)

Neue Beweise:
Formular R600

Zusammenfassung:

Entgegen den Ausführungen der Krankenkasse vom xx.xx.xxxx handelt es sich bei dem Dronabinol **nicht** um ein „reines" THC Präparat. Ebenfalls fehlt die CBD Komponente mit 0,5 uq, ergänzend lassen sich die sativen und indicativen Bestandteile nicht einzeln verabreichen, worauf es bei Frau Mustermann aufgrund der aus der MS resultierenden Symptomatik zwingend ankommt.

Auch kam es bereits bei dem Cannabismedikament Sativex zu starken Nebenwirkungen wegen des Ethanol Anteils. Um Wiederholungen zu vermeiden verweisen wir voll umfänglich auf unseren Antrag.

Fügen jedoch an, dass es seit der Antragstellung erneut zu einer weiteren Verschlechterung/Progression der Grunderkrankung gekommen ist. Bei Frau Mustermann sind zu den bereits bestehenden Symptomatik eine Trigeminusneuralgie hinzugekommen, die eine erneute Höherstufung der bereits vorhandenen Medikation erforderlich gemacht hat, was leider nur zu einer minimalen Schmerzlinderung geführt hat. Daher ist bereits jetzt davon auszugehen, dass auch die beantragten Medikamente zwecks Dosierung angepasst werden müssen.

Wir sehen es als Grundrecht an, jegliche alltägliche sowie krankheitsbedingte Abläufe schmerzfrei bzw. schmerzgelindert vollziehen zu können und ebenso eine erholsame Nachtruhe haben zu dürfen. So ist es Frau Mustermann z.B. derzeit nicht möglich sich schmerzfrei zu transferieren, sich schmerzfrei innerhalb der Wohnung zu bewegen geschweige denn eine schmerzfreie Körperhygiene zu erfahren. Die Nächte von Frau Mustermann sind durch die massiven Spastiken maßgeblich beeinträchtigt und schränken die Lebensqualität fundamental ein. Dies hat zur Folge, dass Frau Mustermann einen fast nicht vorhandenen Tages- und Nacht-Rhythmus besitzt.

Ebenso sehen wir es als Grundrecht an, auch innerhalb der Wohnung ohne Einschränkungen bzw. nur mit dezenten Einschränkungen leben zu können ohne sich zwangsweise isolieren zu müssen. So ist es derzeit bei Frau Mustermann der

Fakt, dass sämtliche Räume abgedunkelt werden müssen und sie sich ausschließlich im Bett, im Rollstuhl und auf der Couch aufhält, da Sie anderen Aktivitäten innerhalb der Wohnung nur massiv eingeschränkt nachgehen kann.

In unseren Augen ist es ebenso ein Grundrecht, ohne Schmerzen am sozialen Leben teilnehmen zu können und nicht, wie es aktuell bei Frau Mustermann der Fall ist, im Idealfall alle 4 Wochen einer gesellschaftlichen Aktivität nachgehen zu können, aus der massive Schmerzattacken resultieren und die Konsequenzen tagelange Bettruhe sind.

Wir sehen es als Grundrecht an wach und bewusstseinsklar den Tag zu erleben, wozu eine getrennte Verabreichung der sativen und indicativen Bestandteile zwingend notwendig ist.

Durch die Verdachtsdiagnose der sekundär progredierenden Multiple Sklerose kann jeglicher psychischer sowie körperlicher Stress zu aufgesetzten Schüben führen, die **nicht** zurückgebildet werden können, da bei dieser Form der MS Cortison wirkungslos ist.

Begriffserläuterung

Genehmigungsfiktion:

Die Genehmigungsfiktion ist eine Form der Bewilligung.

Dabei ergeht jedoch aufgrund der Untätigkeit von der Behörde/ Krankenkasse kein Bescheid innerhalb der gesetzlich vorgeschriebenen Frist.

Denn durch die eben genannte Untätigkeit entsteht mit dem Ablauf der gesetzlichen Frist aus dem SGB V und SGG der fingierte Verwaltungsakt, der auch im Rahmen einer Leistungsklage vollstreckbar (notfalls über Gerichtsvollzieher) ist.

Rechtsgrundlagen:

Verwaltungsakt

Der Verwaltungsakt ist eine Entscheidung oder hoheitliche Maßnahme. Er ist nach außen gerichtet und nimmt rechtlichen Einfluss auf den Betroffenen und/ oder sein Umfeld.

Der Verwaltungsakt ist aufgrund mehrerer Schwachstellen grundsätzlich anfechtbar.

Umgangssprachlich nennt man die Verwaltungsakte "Bescheide".

Rechtsbehelfsbelehrung

Die Bescheide der Behörden müssen immer die sogenannte Rechtsbehelfsbelehrung enthalten. Ist Sie nicht dabei, läuft auch die Widerspruchsfrist nicht.
Darüber hinaus kann selbst eine fehlerhafte Rechtsbehelfsbelehrung angefochten werden, wenn Sie nicht mit dem Gesetz übereinstimmt.

Wiederspruch

Ist man mit der rechtlichen Entscheidung nicht einverstanden, muss man Widerspruch gegen die Erlassene Entscheidung einlegen.

Im Falle der Krankenkasse handelt es sich um ein mehrstufiges Widerspruchsverfahren.

Erst nach der Zweiten Widerspruchsinstanz, dem Widerspruchsausschuss, kann man nach einer ablehnenden Entscheidung Klage erheben (nicht verwechseln mit dem Einstweiligen Rechtsschutz/ der Einstweiligen Verfügung)

Klage

Die Klage ist ein Rechtsmittel, dass gegen die Entscheidung einer Krankenkasse (Institution), Behörde, Amt oder andere staatliche Einrichtung eingelegt werden kann.

Revision

Die Revision ist das Rechtsmittel gegen eine erstinstanzliche/ erste Gerichtsentscheidung.

einstweilige Anordnung/ Einstweiliger Rechtschutz

Der einstweilige Rechtschutz Ist die Umgangssprachliche "Einstweilige Verfügung" gegen den Gegner, wie zum Beispiel die Krankenkasse.

Sie zwingt die gegnerische Krankenkasse (wie beim Beispiel Cannabis)

Die Kostenübernahme für einen begrenzten Zeitraum zu erteilen, längstens jedoch bis zur Rechtskraft eines Urteils oder der vom Richter festgesetzten Frist.

Ist bis zum Ablauf der vom Gericht festgesetzten Frist noch kein Urteil getroffen, muss der einstweilige Rechtschutz erneut beantragt werden.

QUELLENANGABEN

Folgende, tabellarisch gelistete Quellen wurden herangezogen und sind gemäß § 5 UrhG, dass letztmals durch Artikel 1 des Gesetzes vom 28.11.2018 I 2014 geändert wurde, nicht Urheberrechtlich geschützt, da es sich um amtliche Werke, Entscheidungen, Erlasse und Leitlinien handelt.

Sollten Nennungen fehlen, wird unter info@cannabis-rechtsanspruch.info um Hinweis gebeten.

Darüber hinaus greift das Öffentlichkeitsrecht der Prozesse, siehe auch (20 VA 5/07).

Darüber hinaus wird darauf hingewiesen, dass auch die Anlagen Urheberrechtlich und nach (BGH, I ZR 213/83) geschützt sind.

Rechtsquelle	Datenbankquelle
L 9 KR 72/19 B ER	www.gerichtsentscheidungen.berlin-brandenburg.de
BT Drucksache 18/8965	http://dip21.bundestag.de/dip21/btd/18/109/188965.pdf
BT Drucksache 18/10902	https://dip21.bundestag.de/dip21/btd/18/109/1810902.pdf
Zitat des § 31 Abs. 6 SGB V	Quelle:https://www.gesetze-im-internet.de/sgb_5/
§ 31 Abs 6 Nr. 1b	https://www.sozialgesetzbuch-sgb.de/sgbv/31.html

Besuchen Sie auch den Webauftritt:

http://www.Cannabis-rechtsanspruch.info